Texte d'hypnose

Surpasser sa phobie sociale

GIULIA BATCH

Le grand répertoire des textes d'hypnose
thérapeutique

Code ISBN 9798632236690

Marque éditoriale : Independently published

Induction

Ce moment axé sur la libération des pensées qui alimentent votre phobie, vous est réservé.

C'est un moment que vous choisissez maintenant de vivre *en profondeur. Je vous invite à respirer quelques minutes en comptant de de 1 à 5 en inspirant, et de 1 à 5 en expirant.* Vous vous donnez l'occasion de vivre *profondément* ce temps d'arrêt. Vous en profitez pour refaire le plein, pleinement consciente du besoin ressenti depuis quelque temps, celui de vous arrêter, de vous focaliser sur votre mieux-être.

Vous prenez conscience de l'environnement qui vous entoure : les meubles, la lumière, les couleurs, le bruit, puis concentrez-vous un instant sur les odeurs, et prenez conscience, de vos habits, de la forme de votre corps et de votre position de confort...

Dès que vous êtes prêts, fermez les yeux. Concentrez votre attention sur ma voix et laissez-vous guider pendant cette séance d'hypnose...

D'abord, portez votre attention sur vos pieds, la position de vos pieds, leur forme, les points d'appui de vos pieds...

Repérez bien les sensations localisées dans vos pieds...

Imaginez que vous remontez lentement, maintenant vos mollets, portez votre attention sur la forme de vos mollets...

Et vous continuez de remonter lentement, jusqu'aux cuisses, portez votre attention sur la forme de ces cuisses, leur position, les points d'appui...

Tranquillement, vous remontez vers les fesses, et vous observez leur position, les points d'appui de vos fesses et aussi votre bassin.

Remontez encore un peu, imaginez le bas de votre dos, le creux du milieu du dos, le haut du dos, et vous portez votre attention sur les points d'appui...

Maintenant, imaginez que vous remontez lentement, le long de cette colonne vertébrale...

A présent, Repérez bien les sensations localisées dans le dos et la colonne vertébrale...

Puis, observez votre ventre, qui vit, peut-être percevez-vous ces micromouvements, ça monte et ça descend, à votre rythme...

Maintenant, observez le thorax, qui respire, peut-être percevez-vous là aussi ces micromouvements, ça monte et ça descend, à votre rythme...

Portez votre attention sur les épaules qui sont en train de se détendre, de se relâcher, de se relaxer...

Puis, continuez de descendre en suivant vos bras, et leur position, le coudes, les avants bras, les poignets, chaque doigt des dix doigts de la main, jusqu'aux ongles...

Doucement, remontez depuis vos doigts, jusqu'à votre cou, et imaginez que l'aidiez à se détendre...

Observez à présent, les points d'appui de votre tête, le contact du cuir chevelu, l'arrière du crâne qui se repose...

Avec attention, imaginez que vous observiez votre visage comme dans un miroir...

Votre mâchoire se laisse tomber, comme le menton, les joues, le nez...

Les paupières supérieures reposent sur les paupières inférieures, les sourcils, la langue repose tranquillement dans le palais...

Vous êtes de plus en plus détendu, relâché, relaxé, au plus vous vous laissez aller à ne rien faire, en ayant rien d'autre à faire que de laisser faire, à votre rythme.

Et sentez-vous libre, complètement libre, de ne repérer que vos bonnes sensations, peut-être sont-elles localisées dans une partie de votre corps...

A moins qu'elles ne soient déjà, généralisées à tout votre corps. Et peut-être aussi, il y a des tensions et ces tensions vont peu à peu, disparaître comme des nuages emportés par le vents, et qui disparaissent à l'horizon, laissant place à des sensations de bien- être, de détente de relaxation...

Aidez les sensations de bien-être à s'installer, ressentez qu'à chaque minute vous êtes calme, de plus en plus calme, et à chaque minute qui passe vous vous sentez très calme ...

(Pause de quelques secondes).

Ressentez ce calme, et de plus en plus ce plus calme qui s'installe, à votre rythme, à votre convenance...

Portez votre attention aux sensations corporelles...

Des sensations, apaisantes, relaxante, de confort et de bien-être, sont en train de s'installer, à votre rythme...

Posez toute votre attention sur votre bras droit (ou gauche si gaucher), et soyez attentif à ressentir une sensation liée à l'état la lourdeur...

Votre devient lourd, vous le ressentez de plus en plus en plus en plus lourd, très lourd. Cette sensation de lourdeur est en train de gagner votre bras...

Peut-être pouvez-vous, mieux la localiser ? Est-elle dans une partie de votre bras ? dans l'avant-bras ? ou bien dans la main ? ...

Et cette sensation de lourdeur augmente et se généralise de plus en plus à tout le bras....

Observez comme vous vous pouvez aussi ressentir également de la lourdeur dans l'autre bras...

Observez comme vous vous pouvez aussi ressentir également de la lourdeur le reste du corps...

(Pause de quelques secondes).

Vous percevez, la pesanteur de votre corps. Il devient lourd, de plus en plus lourd, votre corps devient très lourd...

Et laisser votre esprit imaginaire, vous conduire dans un endroit particulièrement agréable dans la nature. Un endroit associé à des sensations intenses de paix, et de sérénité. Il peut s'agir d'un endroit que vous connaissez, dans lequel vous êtes déjà allé, ou d'un endroit que vous imaginez, ou que vous avez vu en photo...

C'est un endroit dans lequel, vous aimeriez être. Laissez cet endroit se présenter spontanément à votre esprit maintenant...

Et alors que vous vous y retrouvez, ressentez toutes les impressions reposantes de calme et de bien-être, associées à cet endroit...

Et je ne sais pas ce qui est le plus important pour vous, peut-être les sons dans cet endroit spécial, ou sa beauté, ou les odeurs. Peut-être allez-vous particulièrement apprécier les sensations, et les impressions ou peut-être même les odeurs, qui peuvent être exceptionnellement agréables...

A votre rythme.

Et vous pouvez prendre plaisir, à vous trouver dans cet endroit, rien que pour vous...

Vous pouvez vous imprégner de ces sensations de tranquillité, et les absorber...

Laissez ces sensations de satisfaction et de sérénité circuler partout en vous, dans chaque cellule, chaque organe, dans toutes les parties de votre corps...

Et permettre à tout votre être de ressentir, ces sensations apaisantes...

Et à chaque instant qui passe, dans cet endroit spécial, ces sensations de bien-être, merveilleuses et vivifiantes, augmentent, et font encore plus partie de vous...

Vous pouvez savourer cet endroit. Et le plaisir que vous en tirez, peut augmenter avec chaque instant que vous y passé...

Et plus vous êtes ainsi dans cette atmosphère, et plus ce bien être ce stocke naturellement, en vous.

Observez à présent, comme votre bras devient chaud, de plus en plus chaud, très chaud, et au plus vous t y prêtez attention, au plus il devient chaud...

Imaginez que votre bras repose sur le sable d'une plage et est exposé à la douce chaleur du soleil. La sensation de chaleur est de plus en plus perceptible votre bras, que vous vous portez toute votre attention...

Peut-être pouvez-vous localiser précisément cette sensation de chaleur, dans l'avant-bras, ou bien dans la main...

Et de cette partie, la sensation de chaleur augmente et se généralise de plus en plus à tout le bras...

Maintenant portez votre attention pour ressentir également de la chaleur dans l'autre bras et le reste du corps...

Vous ressentez que votre corps devient chaud, de plus en plus chaud, très chaud...

Prenez conscience de l'air ambiant, vous pouvez le sentir sur le visage, sentir sa température, et vous inspirez cet air qui vient oxygéner votre corps...

Peut-être que, vous pouvez sentir que la température de l'air que vous aspirez est un peu plus fraiche que la température de l'air qui ressort, et qui est réchauffée par son trajet dans les poumons. Sentez l'air qui circule dans les poumons...

Par la pensée, vous pouvez accompagner le trajet de l'air, depuis son entrée par les narines, et son passage dans la trachée, jusqu'à son arrivée dans les poumons...

Les poumons se gonflent, et ils se dégonflent, à votre rythme. Simplement vous concentrez votre attention, sur cette respiration, comme si vous vouliez pouvoir en décrire les moindres détails. Observez comment la poitrine se soulève et le mouvement des vêtements qui accompagnent le soulèvement de la poitrine...

Et vous pouvez continuer à vous détendre, et à vous relaxer. A chaque inspiration, laissez-vous simplement aller à prendre, plus de détente, un peu plus de confort, à l'intérieur de vous...

Imaginez qu'il y a un soleil ou une étoile dans votre abdomen diffusant une lumière chaude et apaisante. Peut-être une sensation de chaleur est en train de gagner votre abdomen, ou votre ventre, ou plutôt votre diaphragme, ou bien votre sternum...

Et de cette partie, la sensation de chaleur augmente et se généralise de plus en plus à tout votre ventre...

Votre ventre devient chaud, devient de plus en plus chaud, et même il devient extrêmement chaud...

« Laissez un temps mort de quelques secondes sans parler (environ une minute) ».

Approfondissement

Je vais décompter de dix à un, et, vous sentirez encore plus détendue., encore plus à l'aise et vous *entrerez plus profondément* dans votre monde intérieur.

Dix, vous vous descendez pour aller plus loin, vous vous sentez de plus en en plus calme, neuf votre corps se détend, huit à chaque respiration vous êtes plus serein sept, six, cinq vous êtes maintenant de plus en plus en osmose avec votre monde intérieur, quatre, trois, deux, un et vous descendez...

Script

Vous vous êtes détendu confortablement.

A présent vous allez penser à ce sentiment de non accomplissement, de peur, de manque d'équilibre dans votre vie.

Repensez à un événement précis, un moment qui vous a gêné mais pas le plus important.

Entrez dans le détail, vivez la scène avec intensité. Vous pouvez entendre ce qu'il y a à entendre, voir ce qu'il y a voir, ressentir votre émotion.

Observez-vous à présent sans jugement, simplement en constatant votre faiblesse, votre phobie.

Ressentez les échos de l'émotion dans votre corps, peut-être une boule à l'estomac, à la gorge, ou un serrement. Peu importe vous localisez les résonances dans votre corps quand vous pensez à cette phobie sociale.

Ce moment est un début - votre début, c'est votre commencement dans quelque chose de différent qui est de s'accepter soi. Comme vous êtes.

Une acceptation qui, progressivement et assurément, changera les choses dans votre vie.

Vous savez que vous savez que cette peur est irrationnelle. C'est une illusion. Que vous avez peur d'avoir peur.

Il vous suffit pour l'instant de vous laisser profiter de cette méthode pour amorcer et activer le changement.

De vous ouvrir à ce moment qui vient implanter votre intention dans votre inconscient, d'utiliser l'hypnose pour réaliser un changement hypnotique profond.

A présent, ressentez que vous êtes de plus en plus détendu, relâché, relaxé, et au plus vous vous laissez aller à laisser faire, au plus vous ressentez votre lâcher prise, et à votre rythme une détente profonde s'installe.

Ici, maintenant, vous pouvez entrer dans cet environnement hypnotique et à en ressentir les bienfaits. Détendu, relâché, relaxé.

Vous n'avez qu'à oublier vos pensées, et les laisser quitter leur cage, comme des oiseaux que vous laissez s'envoler.

C'est beau de laissez les oiseaux s'envoler, de les observer voler vers d'autres cieux, comme une grande migration de printemps.

Ces pensées, toutes ces pensées phobiques, précises, plus imprécises maintenant que tout à l'heure, et même celles qui surgissent de manière spontanée, peut-être de nouvelles associations, vous les acceptez, vous y pensez.

Certaines sont comme des petits oiseaux encore emprisonnées dans une des cages de votre esprit.

Pour l'instant, elles sont prises au piège à voleter à essayer de se libérer, et il vous appartient de prendre ce moment pour Les laisser s'échapper.
Laissez-les s'envoler en imaginant, que vous les libérez des cloisons de votre esprit, et grâce à votre puissance mentale vous y parvenez.

De nouveau, il est temps de vous ouvrir à ce moment qui vient implanter votre intention dans votre inconscient, d'utiliser l'hypnose pour réaliser un changement hypnotique profond.

A présent, ressentez que vous êtes de plus en plus détendu, relâché, relaxé, et au plus vous vous laissez aller à laisser faire, au plus vous ressentez votre lâcher prise, et à votre rythme une détente profonde s'installe.

Ici, maintenant, vous pouvez entrer dans cet environnement hypnotique et à en ressentir les bienfaits. Détendu, relâché, relaxé.

Vous venez de libérer toutes ces pensées de votre esprit, vous vous libérerez de leur influence en les traquant une à une.

Et vous savez que certaines sont maintenant très affaiblies, d'autres oubliées, mais ils en restent encore qui résistent.

En les amenant à sortir de votre esprit, vous créerez en vous un espace de silence, de paix, de repos.

Plus rien à quoi penser, une sérénité totale, même pas peur.
Plus rien ne s'agitera dans votre esprit.

Il n'y aura plus que la paix, plus que le silence.

Permettez-vous, en ce moment, de donner à vos pensées une image, celle de votre lieu de sérénité.

A présent, pensez à elles et voyez comme vos images intérieures, vos pensées ont changées. Maintenant, les images et les contenus de vos pensées, se superposent, fusionnent, sont transformés.

Il est si agréable de se libérer de ce qui était emprisonné.

De rendre sa pleine liberté à ces oiseaux en cage, qui tourbillonnait sans fin dans votre esprit.

Pendant un instant, pensez à votre détente, à votre relaxation, à votre relâchement, et observez la paix., l'harmonie, l'équilibre, et la sérénité qui se sont installés.

Pour accompagner votre intention de créer en vous le changement, vous avez pris un moyen, vous avez trouvé une ressource pour créer ce changement.

Vous avez associez votre relaxation à votre motivation, et chaque fois que vous en avez besoin vous savez que si vous vous relaxez, le changement est présent.

Le temps de cet instant, vos pensées sont libérées, mais parfois insidieusement, elles pourraient tenter de revenir, alors de cet instant hypnotique, de ce moment où, vous retenez comment il faut faire, pour immédiatement accéder au mieux-être instantané.

Vous respirez, vous détendez, vous pensez à votre lieu sécuritaire. Et la magie opère.

Vous ressentez pleinement que seules de toutes petites particules de pensées sont restées accrochées à vous et vous ressentez que quand vous relâchez toutes vos tensions, que vous respirez, que vous êtes dans votre lieu de sérénité, vous les libérer.
Vous comptez sur vous-même, à présent pour prendre soin de vous. Il est utile, intéressant de vous demander à quel stade de transformation vous vous trouvez dans le moment présent - ici, maintenant –

Dans un instant, vous vous éveillerez dans une transformation dont votre esprit connaît à présent le chemin de la méthode.

Réveil

Vous pouvez maintenant prendre une inspiration bien profonde afin d'oxygéner toutes les parties de votre corps, chaque cellule, chaque organe, chaque partie de votre corps, et commencer très progressivement, à revenir, la, ici et maintenant.

En ramenant avec vous, toutes ces merveilleuses sensations, de sérénité et de bien-être.

A chaque marche plus profondément, et reprenez conscience, à votre rythme, de la position de vos jambes, de la position de vos bras, et peut-être même que vous avez envie de vous étirez, de vous étirez bien profondément, afin de relâcher toute cette bonne énergie.

Et vous commencez légèrement à bouger, les mains, les bras, les pieds, afin de revenir, totalement réorienté, détendu, et alerte, de bien reprendre contact avec cette pièce.

Et quand vous serez prêt, tout simplement, vous pourrez ouvrir les yeux, et pensez au dernier moment agréable que vous avez passé, au dernier film agréable que vous avez vu, ou livre agréable que vous avez lu, à votre rythme prenez une profonde inspiration, et relâchez l'air lentement, avant que de revenir bien ici, totalement détendu et alerte.

Bienvenu.

A propos

L'intérêt thérapeutique de l'hypnose est largement reconnu aujourd'hui.

Dépassant le cadre classique du spectacle, elle est pratiquée dans de nombreux domaines médicaux et paramédicaux et surtout psychothérapeutique.

Cet élargissement de son champ d'application s'explique par un accès privilégié aux mécanismes psychosomatiques.

Nous insistons sur l'importance d'une induction de qualité adaptée du training autogène et sur la qualité de scripts qui respectent les formulations de Milton Erickson.

Nous conseillons d'enregistrer nos scripts, d'écouter tous les jours au coucher pendant trois jours, puis tous les trois jours pendant trois mois.

Une première écoute suffit rarement à engager la TAI (Traitement Adaptatif de l'Information), mais procure un relâchement certain. Les écoutes répétitives vont permettre de travailler sur les conditionnements neuronaux.

Bien entendu vous pouvez utiliser le livre pour lire le texte à un patient, il faudra veiller à adopter une voix monotone, basse, avec une intonation régulière.

www.ingramcontent.com/pod-product-compliance
Lightning Source LLC
Chambersburg PA
CBHW030546220526
45463CB00007B/3001